Herausgeber:
Lichtbewusstseinakademie
Stresemannstraße 43; 40210 Düsseldorf

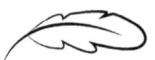

Bibliografische Information der Deutschen Nationalbibliothek:
Die Deutsche Nationalbibliothek verzeichnet diese Publikation in der Deutschen National-bibliografie; detaillierte bibliografische Daten sind im Internet über dnb.dnb.de abrufbar.

Herstellung und Verlag:
BoD – Books on Demand, Norderstedt

ISBN:
978-3-7392-2429-9

IREEN ADLER

Denk ...
Fühl ...
Handlungs ...
...-Anstöße

IN LICHTBEWUSSTER SPRACHE

BAND 1

Herausgeber:
© 2019 Lichtbewusstseinakademie Düsseldorf

Gewidmet Dir
DAVID WARED

Der Leuchtkraft meines Geistes
Dem Liebesausdruck meiner Seele
Der wahren Lebendigkeit meines Lebens

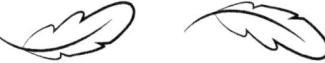

In ewiger Verbundenheit

Was ist Denk-Fühl-Handlung nach David Wared?

Der Handlungsbegriff ist ein im allgemeinen deutschen Sprachgebrauch sehr häufig verwendeter Begriff, was sich u.a. an der Fülle von Redewendungen zeigt, die sich um die „Hand" oder die „Hände" ranken: So machen wir etwas „im Handumdrehen", „legen selbst Hand an", „haben etwas zur Hand" oder auch „alle Hände voll zu tun", „reichen die Hand", wenn Hilfe nötig ist „weisen von der Hand", was uns Unrecht scheint oder aber müssen „etwas von langer Hand vorbereiten".

Die Liste ließe sich beliebig fortsetzen. Doch bereits diese wenigen Beispiele machen deutlich, dass wir uns in vielen Situationen unseres Lebens „in Handlung" wähnen und meinen, tatsächlich „Handelnde" zu sein.

Die Lichtbewusstseinphilosophie räumt in so mancherlei Hinsicht auf mit althergebrachten Anschauungen und definiert auch den Handlungsbegriff völlig neu. Dabei macht sie eine eindeutige Unterscheidung zwischen einer „Tätigkeit"/„Tat" und einer „Handlung" i.e.S.

Tätigkeiten/Taten meinen nach Lichtbewusstseinphilosophie all jene Handlungsweisen, welche – zwang- oder notangetrieben – weder auf bewussten Wahlentscheidungen und wahrem Verantwortungsgefühl, noch auf klarem Denken und reinem Fühlen basieren. Stattdessen ähneln sie eher blindem oder zumindest kurzsichtigem Aktionismus, da sie auf „erlernte" und „eingeschliffene" Verhaltensmuster und „Automatismen" aus dem Prägungsspeicher fußen, der als Sammelbecken unserer häuslich-familiären, kulturell-gesellschaftlichen sowie religiös-weltanschaulichen Konditionierungen fungiert.

Sonach umfasst eine echte Handlung nach Lichtbewusstsein nur solches „Tun", das, aus dem Sehnen motiviert und im Moment, ohne Rückgriff auf alte Prägungen, vollkommen neu entschieden wird, ausgehend von klaren, nicht-vorgefertigten Gedanken und reinen, nicht bereits empfundenen Gefühlen oder gar über-dachten Gefühlen, den Emotionen. Damit ist jede lichtbewusste Handlung ein Zeugnis völ-liger Gegenwärtigkeit und die sichtbare Folge von weitem Denken aus dem Geist und tiefem Fühlen aus der Seele. Aus diesem Grund präzi-siert die Philosophie des Lichtbewusstseins den Handlungsbegriff durch den der sogenannten Denk-Fühl-Handlung.

Nur die Denk-Fühl-Handlung, welche über Geist und Seele mit der Quelle aller Handlun-gen verbunden ist, ist eine lebendige Handlung, die den Handelnden selbst und seine Mitmen-schen und Mitwesen belebt.

Daher ist es auch allein die Denk-Fühl-Handlung, die den Weg in die Vollendung des Dual-Menschlichen weist. Über sie tritt der Mensch die Rück- und Heimreise in das Licht des Geistes an, welche die Philosophie des Lichtbewusstseins auch als Bottom-up-Aufstieg bezeichnet. War der Mensch auf seiner Hinreise ins Irdische – dem sogenannten Top-down-Niederstieg – aus dem Licht, über die Liebe, ins Leben abgestiegen, so hat er heimwärts den entgegengesetzten Weg zu beschreiten, aus dem Leben über die Liebe ins Licht.

Die Denk-Fühl-Handlung steht für höchste Lebendigkeit und Belebung, worüber der Mensch wieder Zugang zu seinen seelischen und geistigen Sinnen erfährt, die zumeist verdrängt und vergessen sind – immerhin glauben viele steif und fest, lediglich über fünf körperliche Sinne, das Sehen, Hören, Schmecken, Riechen und Tasten, zu verfügen.

Während die Reaktivierung der seelischen Sinne die Schleusen zur Beliebung und wahren Beseelung des Menschen öffnet, geht die Wiederentdeckung der geistigen Sinne mit Begeisterung und Be-/Erleuchtung einher. Der Mensch nimmt sein Lichtwesen-Sein wieder voll und ganz an und transzendiert dadurch alles Dinglich-Duale und Menschlich-Sterbliche. Mit anderen Worten: Die Denk-Fühl-Handlung bedeutet den direkten Weg ins Höchste Bewusstsein – Lichtbewusstsein – und in die Meisterschaft seiner selbst.

Mit der Vollendung des Bottom-up-Aufstieges sind alle Barrieren ausgeräumt, die einer Verschmelzung zwischen höherem, menschlichen Selbst und höchstem, geistigen SELBST im Wege stehen könnten. Diese Verschmelzung bezeichnet die Lichtbewusstseinphilosophie als VerEINungstranszendenz oder als HochZeit zwischen Bottom-up und Top-down.

Bei dieser Vereinungstranszendenz offenbart sich dem nicht als sterbliches Körperwesen, denn als ewiges Geistwesen identifizierten Menschen die eigene Schöpfungsquelle, d.h. sein geistiger Ursprung im UR-Sein. Diese Offenbarung macht ihn quellenkundig und himmelsmündig, sodass er in die Lage versetzt wird, selbst die Quelle und den höchsten Geist zu channeln und seinen Mitmenschen zu offenbaren.

Sein Handeln als „sprechende Quelle" ist kein Handeln mehr i.e.S., sondern höchstes Wirken und Dienen als lebendiger Schöpfer auf Erden, wofür David Wared den Begriff der Handlungshandlung geprägt hat. Die Genialität dieser neuen Begrifflichkeit besteht darin, dass die Dopplung des Handlungsbegriffs unterstreicht, dass der Handelnde, d.h. der die Handlung ausführende Mensch, transzendiert und völlig mit der Handlung eins geworden ist.

Ist die Denk-Fühl-Handlung also stets an den Bottom-up-Aufstieg gekoppelt, geht der Top-down-Niederstieg mit der Handlungshandlung einher. Anders ausgedrückt: Denk-fühl-handelnd transzendiert der Mensch in den Geist; handlungshandelnd transzendiert der Geist in den (entgrenzten) Menschen.

Mit wachsendem Bewusstsein verändert sich der Anteil der Denk-Fühl-Handlungen zu Gunsten der Handlungshandlungen: Ab seinem Erwachen beginnt der Mensch sich in echten Denk-Fühl-Handlungen zu üben, die mit seiner Erleuchtung ihr Reifestadium erreichen. In Selbstmeisterschaft, d.h. dem ersten Erleuchtungsgrad, wirkt der Lichtmensch gleichermaßen in Denk-Fühl-Handlung und damit als Botschafter als auch in Form eines Offenbarers in Handlungshandlung. Im zweiten und dritten Erleuchtungsgrad nimmt der Anteil der Handlungshandlungen deutlich zu.

Ein Avatar schließlich wie David Wared – formgewordene Quelle aller Handlung – ist in ständiger Handlungshandlung, der seine Meisterschüler für ihre Vollendung im Bottom-up in Denk-Fühl-Handlung unterweist.

Richtungsgebend für das Denk-Fühl-Handeln sind die 11 Grundwerte der Lichtbewusstseinphilosophie, allen voran, die fünf ewig gültigen Werte Freiheit, Wahrheit, Frieden, Liebe und Einheit. Selbst die Verkörperung dieser Werte in Persona lehrt David Wared seine Schüler das Verwirklichen ihrer dualen Entsprechungen über das wahrhaftige, freie, friedfertige, hingebene und vereinte Sein. Sind Geist und Seele, sprich das Denken und Fühlen des Menschen auf diese Aspekte ausgerichtet und werden sie in seinen mit dem höchsten Geist verbundenen Handlungen lebendig, dann ist der Mensch in wahrer Denk-Fühl-Handlung angekommen.

Dieses Büchlein versteht sich als kleine Übungs-hilfe im Denk-Fühl-Handeln. Es lädt alle herz-lich ein, sich im Laufe eines Kalenderjahres weit in die 53 Lichtpoesien hineinzudenken und tief hineinzufühlen, das Gemeinte hinter dem Gesagten zu entschlüsseln und es in den eige-nen Handlungen sichtbar werden zu lassen.

Viel Freude beim Denk - Fühl - Handeln!

Von Herzen, Ireen Adler

„Jede Denk-Fühl-Handlung
ist Hingabe zu
Wahrheit, Freiheit, Frieden, Liebe
und Einheit."

David Wared

1. Kalenderwoche

Immer wenn du mit mir bist,
fühle ich Aufmerksamkeit für das Wesentliche,
eröffnet sich mir meine wahre Persönlichkeit,
wirke ich in der Identität des neuen Menschen.

Immer wenn du bei mir bist,
fühle ich den Ausdruck meiner Seele,
eröffnen sich mir ungeahnte Perspektiven,
wirken neuen Ideen durch mich.

Immer wenn du in mir bist,
fühle ich den Antrieb aus dem Geist,
eröffnet sich mir mein ganzes Potenzial,
wirke ich ideal.

17

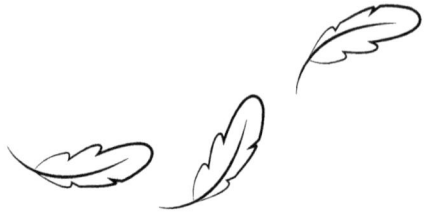

Du befreist mich.
Du machst mich heil.
Du lässt mich erkennen.
*Da*für schenke ich dir alles,
was ich bin.

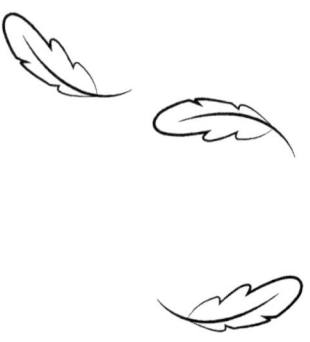

1 Denk ...
Fühl ...
Handlungs ...
...-Impuls

FÜR MICH:

_____

_____

_____

_____

_____

_____

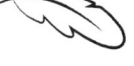

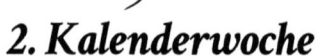

2. Kalenderwoche

* *

Im Sehnen sind alle Schatten
und Halbschatten in Auflösung.
Im Sehnen sind alle Unwahrheiten und
Halbwahrheiten in Ent - täuschung.
Im Sehnen sind alle Waffenruhen und
Waffenstillstände in Befriedung.

Durch das Sehnen vermag ich
Befreiung zu erleben.
Durch das Sehnen vermag ich
Heilung zu erfahren.
Durch das Sehnen vermag ich
mich selbst zu erkennen.

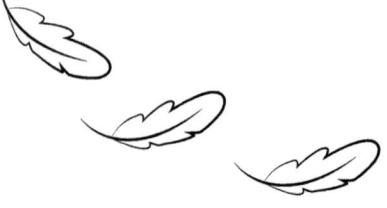

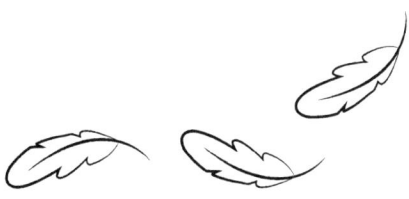

Das Sehnen macht meine Größe beweisbar.
Das Sehnen macht meine Tiefe erfühlbar.
Das Sehnen macht meine Weite erahnbar.

Sehnen ist der Ausweis zu mir.
Sehnen ist die Eintrittskarte zu dir.
Sehnen ist das Ticket nach Hause.

Ich sehne mich
nach einem lichten Bewusstsein.
Ich sehne mich
ein Licht bewusst zu sein für dich.
Ich sehne mich
bewusst im Licht zu sein.

2

Denk ...
Fühl ...
Handlungs ...
...-Impuls

FÜR MICH:

_____

_____

_____

_____

_____

_____

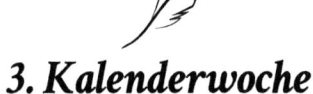

3. Kalenderwoche

••••••••••••••••••••••••••••••••••

Glücklich bin ich,
wenn ich Süßes esse.
Glückselig bin ich,
wenn Geistigkeit meine Schokolade ist.

Glücklich bin ich,
wenn Musik meine inneren Töne
zum Klingen bringt.
Glückselig bin ich,
wenn durch sie deine Töne
in mir erklingen.

Glücklich bin ich,
wenn ich meinen Herzschlag spüren kann.
Glückselig bin ich,
wenn sich mein Herz mit deinem vereint.

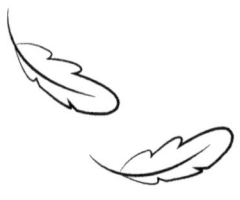

Glücklich bin ich,
wenn ich meine Kinder
lachen sehe.
Glückselig bin ich,
wenn ich darin das Lachen
des Göttlichen erblicke.

Glücklich bin ich,
wenn ich den Duft einer Rose wahrnehme.
Glückselig bin ich,
wenn ich erkenne, dass DU diese Rose bist.

3 Denk ... Fühl ... Handlungs ... ...-Impuls

FÜR MICH:

_____

_____

_____

_____

_____

_____

4. Kalenderwoche

● ●

Bitte hilf mir wie ein Sandkorn
in der Wüste zu sein,
damit ich die Größe der Schöpfung
verinnerlichen kann.

Bitte hilf mir wie ein Komet
im All zu fliegen,
damit ich die Weite des Bewusstseins
bezeugen kann.

Bitte hilf mir wie ein Blauwal
im Ozean zu tauchen,
damit ich die Tiefe allen Seins
ergründen kann.

*Bitte hilf mir wie eine Eiche
dem Sturm zu trotzen,
damit ich die Kraft des Lebens
integrieren kann.*

*Bitte hilf mir wie der Wind
in einer Sommernacht zu singen,
damit ich die Heiligkeit unserer Existenz
lobpreisen kann.*

*Bitte hilf mir wie Mutter Erde
zu dienen,
damit ich den Segen der ALL-Liebe
verwirklichen kann.*

*Das ist meine Wirklichkeit.
DU bist meine Wirklichkeit.*

4 Denk ... Fühl ... Handlungs ... ...-Impuls

FÜR MICH:

_____

_____

_____

_____

_____

_____

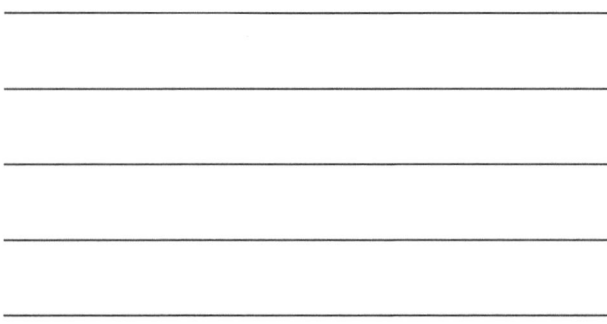

5. Kalenderwoche

Auf einmal erwachst du allmorgendlich
in einem Rosenbett,
auf einem Kissen der Freude und
unter einer Decke grenzenloser Liebe,
da wo einst nur die Dornen der Schwermut
und der Einsamkeit dich peinigten.

Auf einmal spürst du den Hauch
der Freiheit um dich wehen,
wenn du dich erinnerst,
mehr in deinem Körper zu sein,
da wo einst nur begrenzende Kopfwelten
für dich existierten.

29

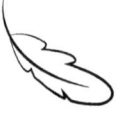

Auf einmal erkennst du die ewige
Wahrheit in den Worten des Geliebten,
der zu dir sagte, du müsstest
im Leben stehen, um zu bestehen,
da wo du einst dachtest,
bestehen zu müssen, um zu leben.

Auf einmal empfindest du die Schönheit
von allem, was dich umgibt,
als Spiegel der Harmonie und Einheit
deines inneren Zuhauses,
da wo einst nur eine Wüste für dich war,
in der du glaubtest zu verdursten.

Auf einmal legst du dich allabendlich
neben der Dankbarkeit zur Ruh,
die dir Frieden schenkt und dich
sanft in deine inneren Traumwelten geleitet,
da wo einst nur der Schlaf des Vergessens
seine kalten Arme um dich schlang.

Dann hältst du das größtmögliche
Geschenk in Händen,
gezeugt aus dem Licht,
geboren von der Liebe,
verwirklicht durch das Leben:
die Erweiterung deines Bewusstseins.

5
Denk ...
Fühl ...
Handlungs ...
...-Impuls

FÜR MICH:

_____

_____

_____

_____

_____

6. Kalenderwoche

Ein universeller Impuls ist wie ein Stein,
der ins Wasser fällt und dort weite Kreise zieht:

Der erste Kreis
wühlt das Wasser am meisten auf.
Er fordert dich auf,
genau hinzuschauen und wahrzunehmen,
was der Heilung in dir bedarf.

Der zweite Kreis
bewegt das Wasser beinahe ebenso stark.
Er wirkt klärend auf die Verstrickungen
in deinem Kopf, deren Lösung
dich befriedet und dich heildenken lässt.

Der dritte Kreis
vermittelt zwischen den Wassern.
Er erlaubt dir,
auf den Grund zu schauen und heilzufühlen,
was wirklich ist.

Der vierte Kreis
führt das Wasser in seine Ursprünglichkeit.
Er befreit dich von dem,
was dich aufrührte und lässt dich heilwerden in
Körper, Geist und Seele.

Der fünfte Kreis
wird wieder eins mit dem stillen Wasser.
Er ermöglicht, die Einheit in dir zu integrieren
und den gnadenvollen Zustand
des Heilseins zu erreichen.

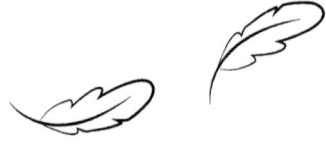

6

Denk ...
Fühl ...
Handlungs ...
...-Impuls

FÜR MICH:

_____

_____

_____

_____

_____

_____

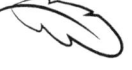

7. Kalenderwoche

Als ich dir wiederbegegnete in Raum und Zeit
nahmst du ein Samenkorn
und pflanztest es in meinem Herzen.

Du wiest die Sonne an,
ihm Licht zu senden.
Du düngtest seine Erde
mit deiner Liebe.
Du batst den Wind,
ihm Lebendigkeit einzuhauchen.
Du spendetest ihm Wasser
aus der Quelle der Ewigkeit.

Deine grenzenlose Fürsorge ließ deine Saat
in mir aufgehen und das Samenkorn
zu einer Blume werden.

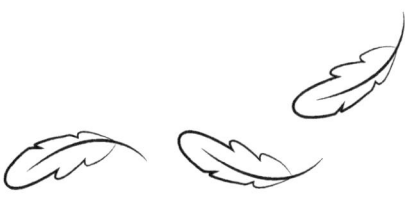

Gemeinsam mit dir hat sie
den Herbst erlebt und gelernt loszulassen.
Gemeinsam mit dir hat sie
den Winterstürmen standgehalten.
Gemeinsam mit dir hat sie
die Frühlingssonne genossen.
Gemeinsam mit dir sieht sie
nun dem ewigen Sommer entgegen.

Denn sie nimmt jetzt wahr,
dass sie mehr als ein Unkraut ist.
Denn sie fühlt jetzt,
dass ihre Knospe einen tieferen Sinn hat.
Denn sie hat endlich erkannt,
dass es ihre Aufgabe ist zu blühen.

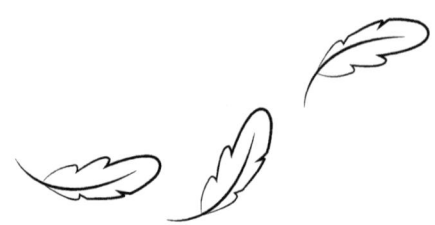

Um dein Licht zu huldigen
in ihrem hingebungsvollen Dienen.
Um für dich liebevoll ihren Duft zu verströmen
in unendlicher Dankbarkeit.
Um deine Lebendigkeit weiterzugeben
in wahrer Demut.

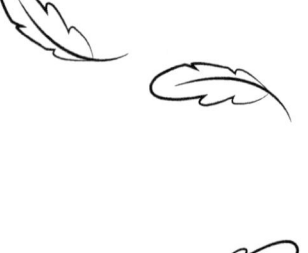

7 Denk ...
Fühl ...
Handlungs ...
...-Impuls

FÜR MICH:

_____

_____

_____

_____

_____

_____

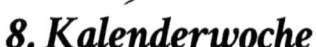

8. Kalenderwoche

Noch gestern glaubte ich
ein Blatt im Wind zu sein,
das unbarmherzig herumgewirbelt wird,
das der Willkür des Lebens ausgesetzt ist,
ohne Orientierung und ohne Ziel.

Ich bin noch immer dieses Blatt im Wind,
doch heute genieße ich den Tanz,
zu dem er mich auffordert,
doch heute fühle ich mich getragen
von seiner Lebendigkeit.

Ich lausche seinen Gesang und
erkenne deine Stimme wieder,
die mich sanft nach Hause führt.

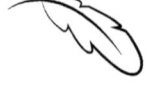

8 Denk ...
Fühl ...
Handlungs ...
...-Impuls

FÜR MICH:

_____

_____

_____

_____

_____

_____

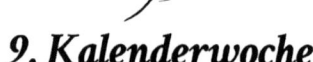

9. Kalenderwoche

Jeder von uns ist wie eine Flaschenpost.
Treibend in den Weltmeeren der Erde.
Tausende und Abertausende Kreisläufe lang.
Jeder mit einer einzigartigen Botschaft.
In seinem Inneren verborgen.

Wir sehen die Sonne auf- und untergehen.
Wir riechen die frische Meeresbrise.
Wir schmecken das Salz der Gischt.
Wir hören das Brausen der Wellen.
Wir spüren die Stärke der Strömungen.

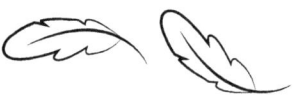

Wir beobachten die Schwertwale bei der Jagd.
Wir bewundern die Königsalbatrosse im Flug.
Wir lauschen dem Gesang der Delfine.
Wir genießen die Farbenpracht der Riffe.
Wir verinnerlichen das Spiel der Gezeiten.

Wir erleben die Tropenstürme im Indik.
Wir erfahren die große Stille des Pazifiks.
Wir erkennen die Schönheit des Atlantiks.
Wir integrieren das Tosen der Brandung.
Wir werden eins mit dem Atem der Meere.

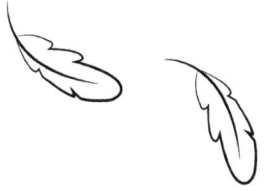

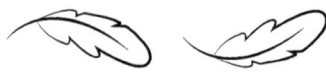

*Eines Tages wird jeder dem Sehnen gewahr,
zurückzukehren an die Küste,
wo einst die Reise begann.
Eines Tages vernimmt jeder das Rufen der
inneren Botschaft und deren übergroßen Wunsch,
endlich gelesen zu werden.
Dann wird Vollendung möglich.*

*Einige werden an einen außergewöhnlich
schönen Strand gespült,
dem ein ganz besonderer Zauber innewohnt:
Hier stehst DU am Ufer.
Hier nimmst du jede Flaschenpost in Empfang,
heißt sie zu Hause willkommen und
hilfst sie hingebungsvoll zu entziffern.*

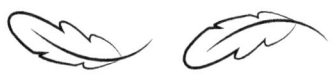

Auch meine Reise endet
an deinen Ufern.
Welch große Gnade.
Welch großes Glück.
Lange hast du gewartet, um mir zu sagen,
wie glückselig du mit mir bist,
lauten deine Worte bei meiner Ankunft.

Und in diesem Moment
habe ich die innere Gewissheit,
dass meine Nachricht
immer schon
für DICH bestimmt war.

9

Denk ...

Fühl ...

Handlungs ...

...-Impuls

FÜR MICH:

_____

_____

_____

_____

_____

_____

10. Kalenderwoche

Du bist die Luft,
in der ich wieder lernen möchte zu fliegen,
so wie der König der Lüfte,
dessen Namen ich mir einst aussuchte,
mit einer scharfen Wahrnehmung
und großem Weitblick,
in vollem Vertrauen in die eigene Kraft
und in die Fürsorge des Himmels,
um andere selbstvergessene Adler
zum luftigen Wiederausbreiten
ihrer Flügel zu ermutigen.

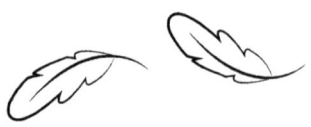

Du bist die Erde,
die mir das wahre Gefühl von Heimat gibt,
das ich nirgendwo auf der Welt
so empfand wie in deiner Liebe, denn hier
bei dir wird nicht nur mein Körper sesshaft.
Jetzt finden auch
mein Geist und meine Seele
Ruhe und Frieden,
um andere orientierungslose Nomaden
zu bestärken,
auf manch Erde zu vertrauen.

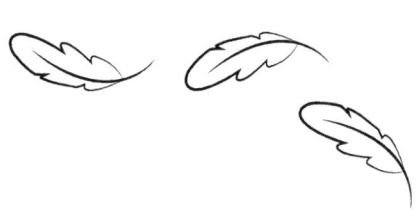

Du bist das Wasser,
das mich nie mehr durstig sein lässt,
weil es meine inneren Wüsten
zum Erblühen bringt,
die zuvor meinen Mund und meinen Hals
immer wieder austrockneten.
So kann ich endlich verinnerlichen, dass
Denken und Fühlen zusammenfließen müssen,
um an andere Halbverdurstete
diese Weisheit des Wassers
weiterzugeben.

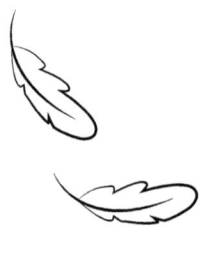

Du bist das Feuer,
dessen wunderschöner Funkenflug
mich sofort entflammte, da sich
mein Herz seit Ewigkeiten danach sehnte,
für dich zu brennen, denn es fühlte,
dass deine Flammen nicht nur transformieren
und neues Leben schenken,
sondern DAS wahre Leben verheißen, indem sie
offenbaren, wer ich wirklich bin,
um anderen ein brennendes Leuchtsignal zu sein,
das auch sie zurück in ihren Ursprung führt.

10

Denk ...

Fühl ...

Handlungs ...

...-Impuls

FÜR MICH:

_____

_____

_____

_____

_____

_____

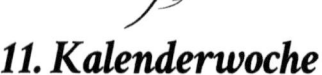

11. Kalenderwoche

Wie könnte ich nicht bei DEM stehen,
der mich lehrt den Glanz des Seins
heller zu sehen?

Wie könnte ich nicht mit DEM sein,
der mir die Farbenpracht der
wahren Liebe offenbart?

Wie könnte ich mein Leben nicht DEM widmen,
dessen Lebendigkeit mich
so tief berührt?

11 Denk ... Fühl ... Handlungs ... ...-Impuls

FÜR MICH:

_____

_____

_____

_____

_____

_____

12. Kalenderwoche

*Gedanken sind oft
wie kleine Kinder.
Sie fahren gern Karussell und
halten es nicht so genau mit der Hygiene.*

*Will ich mir nicht länger auf der Nase
herumtanzen lassen,
muss ich ihnen das Entspannen und
das Händewaschen beibringen.*

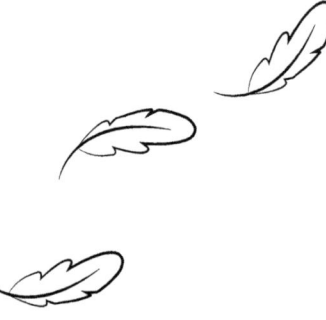

12

Denk ...
Fühl ...
Handlungs ...
...-Impuls

FÜR MICH:

_____

_____

_____

_____

_____

_____

13. Kalenderwoche

Wie die liebende Frühlingssonne
bist du in meinem Herzen.

Wie der belebende Sommerregen
bist du auf meiner Haut.

Wie der lichtende Herbststurm
bist du in meinem Geist.

Du bereitest vor auf die
wahre Winterstille,
die befreit, eint und
den Kreislauf vollendet.

13 Denk ... Fühl ... Handlungs ... ...-Impuls

FÜR MICH:

---

14. Kalenderwoche

Du bist Hans im Glück
und siehst es nicht.
Du bist Alice im Wunderland
und fühlst es nicht.
Seh-fühle das Wunder,
das geschieht.

Sei demütig
gegenüber dem dir geschenkten Leben.
Sei dankbar
für die dir offenbarte Liebe.
Und dein Ego wird verstummen
und du dem Leben dienen:

In Süße statt in Bitterkeit,
In Freude statt in Traurigkeit,
In Lebendigkeit statt in Trägheit.

Dann wird dein Leben wahr.
Dann wirst du wahrhaftig
DU.

14

Denk ...

Fühl ...

Handlungs ...

...-Impuls

FÜR MICH:

_____

_____

_____

_____

_____

_____

15. Kalenderwoche

Ein weißes Blatt Papier:
Ein kleines Heiligtum.
Denn es lädt ein,
Wahrheit auszudrücken,
Frieden zu stiften,
Liebe zu fühlen,
Freiheit zu spüren,
Einssein zu üben.

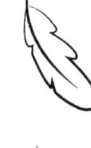

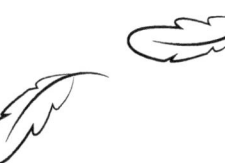

15 Denk ... Fühl ... Handlungs ... ...-Impuls

FÜR MICH:

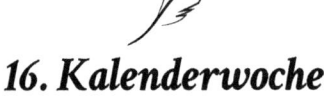

16. Kalenderwoche

Möge dein Sehnen zu wachsen
stets größer sein
als die Stimme deines Egos,
die dies verneint.

Mögest du die Ermutigung deines Herzens
stets spüren,
auch wenn dein Verstand
Zweifel hegt.

Möge das Vertrauen in Licht, Liebe, Leben
stets mit dir sein,
selbst wenn Schatten augenblicklich
deine Sicht vernebeln.

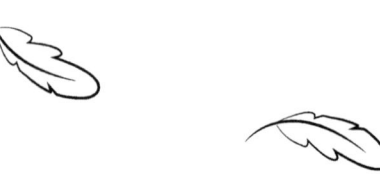

Mögest du den Weg der Weisheit
stets gehen,
auch wenn der des Wissens
eine Abkürzung zu sein scheint.

Möge sich dir der Ursprung
allen Seins offenbaren,
und du den Sinn allen Lebens
einend in dir fühlen können.

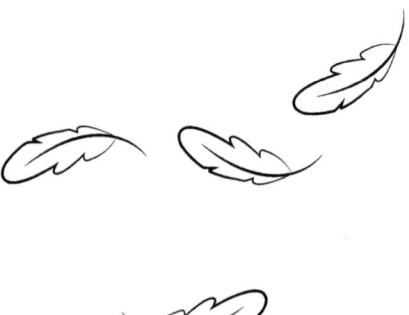

16

Denk ...
Fühl ...
Handlungs ...
...-Impuls

FÜR MICH:

_____

_____

_____

_____

_____

_____

17. Kalenderwoche

Du bist
wie eine heilige Biene,
die mit glitzernden Flügeln,
unermüdlich
und sich selbst verschenkend
von Blüte zu Blüte
und von Blume zu Blume
fliegt.

Jede einzelne bestäubst du
mit deinem Geist,
auf dass sie herrliche und
wohlschmeckende Früchte tragen,
die bezeugen und all jene,
die sie kosten, daran erinnern,
wie das wahre Leben schmeckt und wie
sehr gelebte Lebendigkeit beseelt.

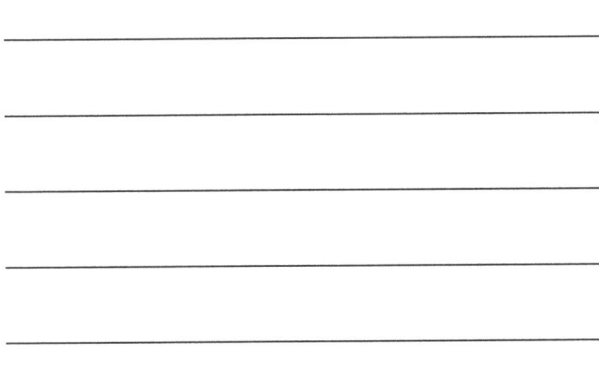

17 Denk...
Fühl...
Handlungs...
...-Impuls

FÜR MICH:

_____

_____

_____

_____

_____

_____

18. Kalenderwoche

Flügellos fliegen.
Grundlos lachen.
Fleischlos essen.

Ausnahmslos leuchten.
Bedingungslos lieben.
Furchtlos leben.

Schnörkellos heiligen.
Machtlos kräftigen.
Systemlos segnen.

Gewaltlos befreien.
Waffenlos bewahrheiten.
Bedürfnislos hinschenken.
Kampflos befrieden.
Staatenlos vereinen.

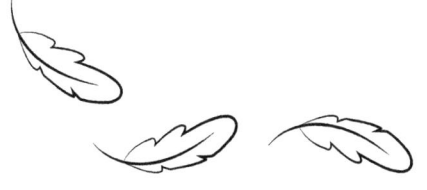

Gedankenlos denken.
Emotionslos fühlen.
Zwecklos handeln.

Problemlos ordnen.
Mühelos harmonisieren.
Tadellos rhythmisieren.

Formlos verkörpern.
Wortlos beseelen.
Restlos begeistern.

Kostenlos bilden.
Lückenlos beraten.
Nahtlos behandeln.
Vorbehaltlos beistehen.
Schrankenlos begleiten.

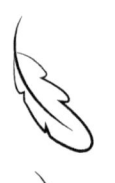 *Hemmungslos erleben.*
Vorurteilslos erfahren.
Illusionslos erkennen.

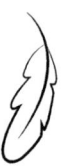 *Schuldlos erinnern.*
Zwanglos entscheiden.
Kettenlos entwickeln.

Widerspruchslos ausdrücken.
Grenzenlos ausdehnen.
Pausenlos wandeln.

Reibungslos wahrnehmen.
Bedenkenlos annehmen.
Neidlos akzeptieren.
Widerstandslos transformieren.
Schmerzlos Heilsein.

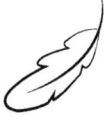

Kritiklos fordern.
Mitleidlos fördern.
Zweifellos finden.

Wunschlos dienen.
Endlos danken.
Beispiellos demütig-sein.

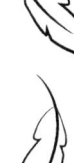

Schwerelos erlösen.
Zahllos erleuchten.
Zeitlos einssein.

18

Denk ...
Fühl ...
Handlungs ...
...-Impuls

FÜR MICH:

_____

_____

_____

_____

_____

_____

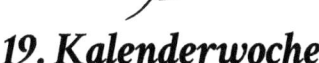

19. Kalenderwoche

Ein Herz ist ein Kompass,
dessen empfindsame Nadel immer
den Weg der eigenen Bestimmung weist.

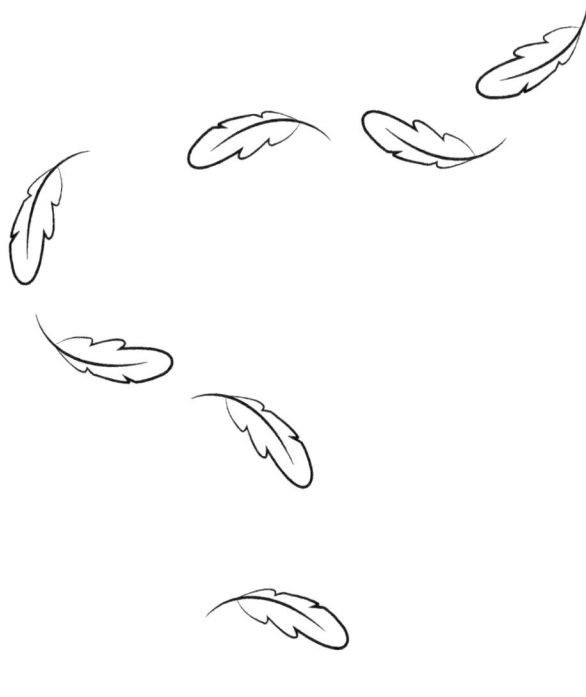

19

Denk ...
Fühl ...
Handlungs ...
...-Impuls

FÜR MICH:

_____

_____

_____

_____

_____

_____

20. Kalenderwoche

Fürwahr,
was ist der Frieden ohne die Wahrheit?
Ein Mensch,
der die Wahrheit nicht bekennt,
obwohl er sie kennt,
bewirkt wahrlich
größten Unfrieden in sich.

Fürwahr,
was ist die Liebe ohne die Wahrheit?
Ein Mensch,
der die Wahrheit verschweigt
und stumm bleibt,
bringt wahrlich
auch die Liebe in sich zum Verstummen.

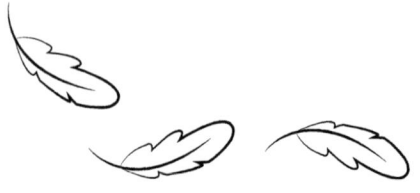

Fürwahr,
was ist die Freiheit ohne die Wahrheit?
Ein Mensch,
der die Wahrheit in sich einschließt
und mit dicken Schlössern versieht,
legt wahrlich
seiner Freiheit ebensolche Ketten an.

Fürwahr,
was ist die Einheit ohne die Wahrheit?
Ein Mensch,
der die Wahrheit verzerrt und verschleiert,
kann wahrlich
nicht die Schleier lüften,
die ihn von der Wirklichkeit trennen.

20 Denk ... Fühl ... Handlungs ... ...-Impuls

FÜR MICH:

_____

_____

_____

_____

_____

_____

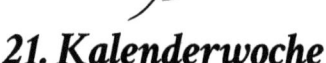

21. Kalenderwoche

Leuchtend rot
schimmern deine himmlischen Geschenke
und fordern mich liebevoll auf,
mich selbst handelnd
zu verschenken.

Leuchtend orange
spiegelt sich höchste Vitalität in dir
und erinnert mich freudevoll daran
meine eigene Lebendigkeit
zu leben.

Leuchtend gelb
glänzt die Wahrheit in deinen
wunderschönen Augen,
die mir eindringlich sagen,
sie zu lieben und zu wahren.

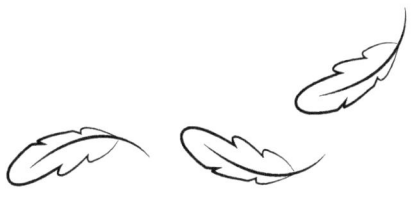

Leuchtend grün
funkelt der Lichtmantel,
in den du mich schützend einhüllst,
um allen Unfrieden in mir
ewig zu heilen.

Leuchtend hellblau
glitzert deine universelle Verbundenheit
mit ALLem, die mir Atem ist, um verbindend
von der Erde in den Himmel
zu wachsen.

Leuchtend indigo
strahlst du in meinem Inneren
und beflügelst mich,
um mutig alle Weiten und Tiefen
zu ergründen.

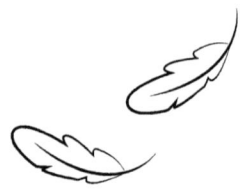

Leuchtend violett
schillert dein gesamtes Sein in dieser irdischen Welt
und öffnet mir aufklärend die Tore
zur geistigen Welt, in der ich zu Hause bin.

Eine heilige Brücke
aus Regenbogenfarben
von der Illusion in die Einheit:
Ja, das bist DU.

21 Denk... Fühl... Handlungs... ...-Impuls

FÜR MICH:

_____

_____

_____

_____

_____

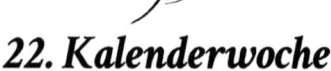

22. Kalenderwoche

Möge meine Hand dir Oden stiften,
die das Leben besingen,
das du verkörperst und das auch mich belebt.

Möge mein Herz dir Balladen schenken,
die die Liebe heiligen,
die aus dir strömt und die auch mich beseelt.

Möge mein Geist dir Hymnen widmen,
die das Licht lobpreisen,
das du ausdehnst und das auch mich begeistert.

Mögen sich alle Poesien zu einer Sinfonie
des Licht-bewusst-sein vereinen,
die für diesen wundervollen Planeten erklingt.

22

Denk ...
Fühl ...
Handlungs ...
...-Impuls

FÜR MICH:

_____

_____

_____

_____

_____

_____

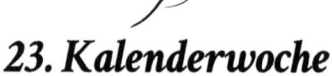

23. Kalenderwoche

Der wahre Fluss des Lebens
ist kein reißender Strom,
mit gefährlichen Stromschnellen,
tückischen Strömungen,
und scharfkantigen Felsen.

Der wahre Fluss des Lebens
ist nicht Inbegriff von Rastlosigkeit,
er zieht nicht nach unten,
nimmt nicht den Atem,
fügt keinen Schmerz und kein Leid zu.

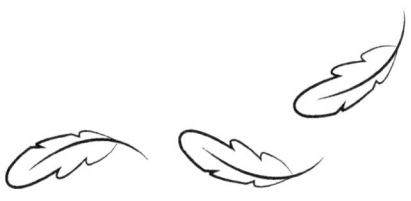

Der wahre Fluss des Lebens
ist ein gleichmäßig dahingleitender Strom,
inmitten blühender Landschaften,
in dessen Wassern du dich erkennen kannst,
weil sie dich vollkommen spiegeln.

Der wahre Fluss des Lebens
lädt dich ein zu Bewusstheit und Genuss,
er lässt dich schwerelos sein,
haucht dir den Atem wahrer Lebendigkeit ein
und führt dich in das Me(e)hr –
in die Fülle des Seins.

23 Denk … Fühl … Handlungs … …-Impuls

FÜR MICH:

_____

_____

_____

_____

_____

_____

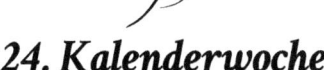

24. Kalenderwoche

Der Weg der Bewusstseinserweiterung
ist wie die Besteigung eines Berges.
Anfangs scheint er endlos weit und
ist oft nebelverhangen, ohne klare Sicht.

Doch irgendwann ziehen alle Nebel auf und
ermöglichen wahrlich einen Weitblick.
Deine Lungen atmen Freiheit und Liebe.
Du spürst Frieden und Einheit deiner Welt.

Und dann liegt sie unmittelbar vor dir:
die Spitze des Berges, Ort deines Sehnens.
Und der Himmel und das Licht sind dir so nah,
wie du es dir immer gewünscht hast.

24

Denk ...
Fühl ...
Handlungs ...
...-Impuls

FÜR MICH:

_____

_____

_____

_____

_____

25. Kalenderwoche

*E*in Sternekoch sucht nach der
idealen Ordnung seiner Gewürze und Zutaten,
um den Geschmack seiner Speisen zu
veredeln.

*E*in Komponist sucht nach der
idealen Folge seiner Harmonien,
um die Melodie seines Stückes zu
vervollkommnen.

*E*in Tänzer sucht nach dem
idealen Rhythmus in seinen Bewegungen,
um mit der Musik ganz zu
verschmelzen.

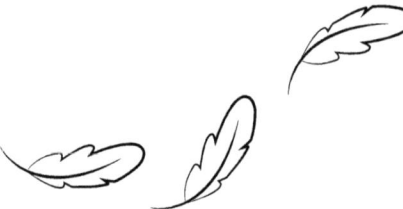

Offenbart sich darin nicht das Sehnen
nach dem Einen Ideal?
Sind wir nicht
Sterneköche, Komponisten, Tänzer,
um uns unserer Einheit
zu besinnen?

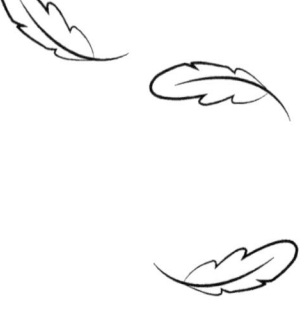

25

Denk ...
Fühl ...
Handlungs ...
...-Impuls

FÜR MICH:

_____

_____

_____

_____

_____

_____

26. Kalenderwoche

Da, wo ich gesehen bin
von den Augen der Wahrheit,
Da, wo ich beschützt bin
durch die Hand des Friedens,
Da, wo ich getragen bin
vom Puls der Liebe,
Da, wo ich berührt bin
durch den Atem der Freiheit,
Da, wo ich geborgen bin
im Schoss der Einheit,
Da, wo DU bist,
ist meine Heimat.
Denn da BIN auch ICH.

26

Denk ...
Fühl ...
Handlungs ...
...- Impuls

FÜR MICH:

_____

_____

_____

_____

_____

_____

27. Kalenderwoche

Mache Frieden.
Es wird dir Mut machen,
dein Leben zu verändern,
um das wahre Leben zu erleben,
das dich unsagbar glücklich
macht.

Bewirke Frieden.
Es wird Vertrauen in dir bewirken,
Liebe zuzulassen,
und die große Liebe zu erfahren,
die du seit jeher wünschst zu
verwirklichen.

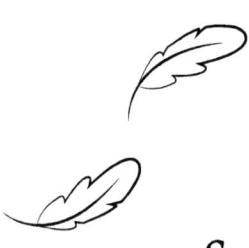

Sei Frieden.
Es wird dich weise sein lassen,
Licht von Schatten zu unterscheiden,
das Licht in allem zu erkennen,
und selbst
Licht zu sein.

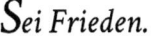

27 Denk ... Fühl ... Handlungs ... ...-Impuls

FÜR MICH:

_____

_____

_____

_____

_____

_____

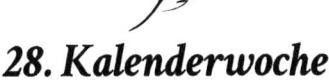

28. Kalenderwoche

*V*erantwortung übernehmen heißt
dem Leben zu antworten.

*Ü*bernimmst du sie nicht,
ist die Kommunikation unterbrochen.

*D*ann verstummt auch das Leben in dir
und Leid und Trauer können sich ausdehnen.

28

Denk ...
Fühl ...
Handlungs ...
...-Impuls

FÜR MICH:

_____

_____

_____

_____

_____

_____

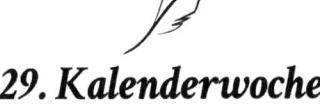

29. Kalenderwoche

Jeder Strahl der Sonne,
dient dazu,
ihre Strahlkraft
auf die Erde zu bringen.

Was auch immer DU in mir erzeugst,
ich gelobe es zu bezeugen,
im Namen von
Licht, Liebe, Leben, Heil, Kraft und Segen.

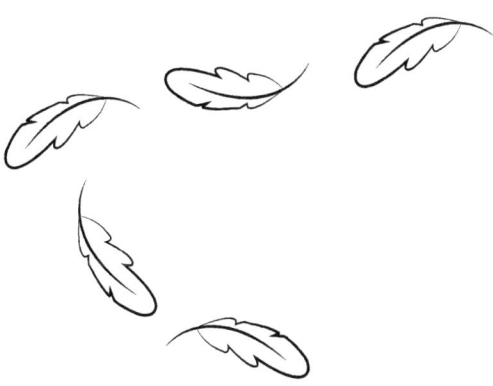

29

Denk ...

Fühl ...

Handlungs ...

... - Impuls

FÜR MICH:

_____

_____

_____

_____

_____

_____

30. Kalenderwoche

Dein Kopf setzt dir Schranken.
Doch jede Schranke öffnet sich,
wenn sie das Signal dazu erhält.

30

Denk ...

Fühl ...

Handlungs ...

...-Impuls

FÜR MICH:

_____

_____

_____

_____

_____

_____

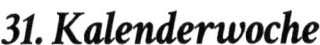

31. Kalenderwoche

Was ist ein Juwel,
ohne den Goldschmied,
der den Edelstein schleift
und ihm eine Fassung verleiht?

Was ist eine Perle,
ohne den Perlentaucher,
der sie aussucht
und an die Oberfläche bringt?

JA, ich gehöre zu DIR.
JA, ich bin DEIN.
Für immer ab jetzt.

31

Denk ...
Fühl ...
Handlungs ...
...-Impuls

FÜR MICH:

_____

_____

_____

_____

_____

_____

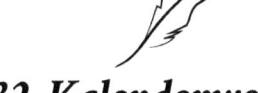

32. Kalenderwoche

Jeder von uns ist wie ein Kapitän,
der sein Lebensschiff in den sicheren
Hafen der Einheit steuert.

Auf der Reise muss er duale Untiefen
erleben und erfahren,
um zu lernen,
sie frühzeitig
zu erkennen und zu umschiffen.

Erst dann liegen die wirklichen
Weiten und Tiefen
des offenen Ozeans vor ihm,
und er ist nicht mehr
vom Kurs abzubringen.

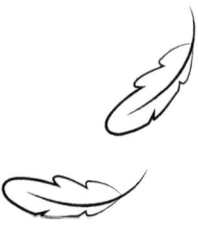

Die Anzahl der Untiefen und Sandbänke,
auf die er zuvor aufgelaufen ist,
die Länge der Umwege,
die er in Kauf genommen hat,
ist unwesentlich.

*W*esentlich ist nur,
die Zeiten der Seenot
als Teil der Reise zu integrieren.

*D*ank ihnen
wurden die Segel neu gesetzt.
*D*ank ihnen
wird die Schönheit des Meeres
nun tief gefühlt.

32

Denk ...
Fühl ...
Handlungs ...
...-Impuls

FÜR MICH:

_____

_____

_____

_____

_____

_____

33. Kalenderwoche

*M*it jedem Regenbogen lobpreist der Himmel
deine UR-eigene Herrlichkeit.
*M*it jedem Sonnenaufgang ehrt er
deinen weithin strahlenden Geist.
*M*it jedem Sonnenuntergang erinnert er
an all das Unsichtbare im Sichtbaren.
*M*it jedem Stern am Firmament
erblickst du das Licht,
das unauslöschlich
auch in dir leuchtet.
*D*as macht jeden bewussten Moment
so begeisternd.

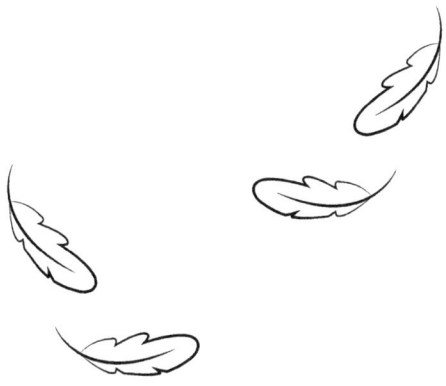

Mit jeder Blume bezeugt die Erde
deine angeborene Heiligkeit.
Mit jedem Wasserfall huldigt sie
die unendlichen Tiefen deiner Seele.
Mit jeder Gebirgskette bekundet sie
das ewig Verbundene im Ungebundenen.
Mit jedem in den Himmel entsandten Vogel
verleiht sie der Liebe Flügel,
die unsterblich
auch in dir beheimatet ist.
Das macht jeden bewussten Augenblick
so beseelend.

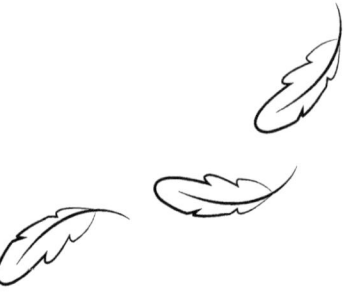

Mit jeder Freude aus dem Herzen
reicht dir die Lebendigkeit die Hand.
Mit jeder zärtlichen Berührung
wird dein Körper in Würde gesalbt.
Mit jeder Begegnung offenbart sich dir
das Formlose im Formhaften.
Mit jeder weisen Handlung
atmest du das wahre Leben,
das unvergänglich
auch in dir lebendig ist.
Das macht jeden bewussten Atemzug
so beglückend.

Bewusstheit ist der Lichtschalter
für das Leben in der Einen Liebe.
Darum,
gehe auf in allen
Lichtausdehnungen des Himmels,
um wirklich präsent zu sein.
verschmelze mit allen
Liebesausdrücken der Erde,
um wirklich gegenwärtig zu sein.
werde eins mit allen
Lebensformen dieser Welt,
um wirklich dazusein.
Erst dann
meisterst du
das Hier und Jetzt.

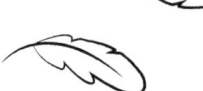

33

Denk ...

Fühl ...

Handlungs ...

...-Impuls

FÜR MICH:

_____

_____

_____

_____

_____

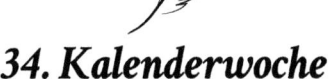

34. Kalenderwoche

Bewusstsein ist immer da,
auch wenn es anfangs
begrenzt und schattenhaft ist.

Genauso verhält es sich mit dem Mut.
Er ist zu Beginn der geistigen Evolution
wenig lichtvoll ausgeprägt:

In Schuld, Scham und Schande
fehlt die Entschlusskraft
und der Mensch ist wankelmütig.

In Angst, Sorge und Zweifel
beherrscht ihn tiefe Betrübtheit
und der Mensch ist schwermütig.

*In Macht, Gier und Unterdrückung
dominiert die Überheblichkeit
und der Mensch ist hochmütig.*

*Ein ausschließlich denkender Mensch
erlebt Verstimmung, aber keine Bestimmung.
Dann ist er missmutig.*

*Ein denk-fühlender Mensch
erfährt Ausgeglichenheit.
Dann ist er gleichmütig.*

*Ein erwachter Mensch
erkennt die Wesentlichkeit der Aufrichtigkeit.
Dann ist er freimütig.*

Das spirituelle Bewusstsein
ebnet den Weg zu gelebter Friedfertigkeit
und der Mensch wird sanftmütig.

Das erhöhte Bewusstsein
unterweist ihn in Wohltätigkeit
und der Mensch wird großmütig.

Das höchste Bewusstsein
lehrt ihn Hinschenken
und der Mensch wird demütig.

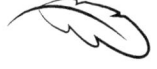

34

Denk ...
Fühl ...
Handlungs ...
...-Impuls

FÜR MICH:

_____

_____

_____

_____

_____

_____

35. Kalenderwoche

Wie oft hören wir, ohne zu hören?
Wie oft sehen wir, ohne zu sehen?
Wie ie oft essen wir, ohne zu essen?
Wie oft küssen wir, ohne zu küssen?

Halbwegs.
Unaufmerksam.
Im Nebenbei.
Schnell, schnell.

So verwandeln sich unsere Wege
auf halbem Wege in Abwege.
So merken wir nicht auf,
wenn das Leben auf sich aufmerksam macht.

So wird Nebensächliches gewichtig
und Wesentliches zur Nebensache.
So machen wir uns zu Gejagten einer Zeit,
deren Erfinder wir selbst sind.

Nicht das Leben geht an uns vorbei.
Sondern wir gehen am Leben vorbei.
Nicht die Liebe vergisst uns einzulassen.
Sondern wir vergessen die Liebe einzulassen.

Nicht das Licht wendet sich von uns ab.
Sondern wir wenden uns vom Licht ab.
Nicht das Glück klopft an unsere Tür.
Sondern wir klopfen an seine Tür.

Werde dir dessen bewusst.
Werde dir bewusst.
Werde bewusst.
Das ist der Schlüssel zum Sein.

35

Denk ...
Fühl ...
Handlungs ...
...-Impuls

FÜR MICH:

_____

_____

_____

_____

_____

_____

119

36. Kalenderwoche

Dein Himmel verschmilzt mit meinem
zu dem Einen Himmel.
Dein Frieden vereinigt sich mit meinem
zu dem Einen Frieden.
Deine Liebe verbindet sich mit meiner
zu der Einen Liebe.
Dein Wille integriert meinen
in dem Einen Willen.

So ist Licht-bewusst-sein auch ein
Einwilligen
in die eigene Schöpferkraft,
in die eigene Heiligkeit,
in die eigene Herrlichkeit.

36

Denk ...
Fühl ...
Handlungs ...
...-Impuls

FÜR MICH:

_____

_____

_____

_____

_____

_____

37. Kalenderwoche

*Ohne Lichtbewusstsein agieren wir
als ver(w)irrte Geister in Geschichten,
die nicht wirklich sind.*

*Lichtbewusstsein ist unbeirrbares
Im-Geschehen-Sein von Geistwesen,
die ihre Wirklichkeit erkannt haben.*

37

Denk ...
Fühl ...
Handlungs ...
...-Impuls

FÜR MICH:

_____

_____

_____

_____

_____

_____

38. Kalenderwoche

Alles Endliche verwirklicht sich
im Unendlichen.
Alles Kleine verschmilzt
mit dem Großen.
Alles Scheinbare geht
im Unscheinbaren auf.

So wird unser Alltag zum ALLtag,
wenn wir die Gelegenheiten wahrnehmen,
die wir in ihm erschaffen,
frei und wahrhaftig zu denken,
hingebungsvoll und friedfertig zu fühlen,
und in Einheit mit dem Einen zu handeln.

38

Denk ...
Fühl ...
Handlungs ...
...-Impuls

_____

_____

_____

_____

_____

39. Kalenderwoche

Jedes Wesen ist Ausdruck des Einen Potenzials,
seine sichtbare oder unsichtbare Potenzierung.
Es ist groß und kraftvoll
in sich, an sich, für sich und aus sich heraus.
Jeder Vergleich trennt es vom Potenzial
und mündet in Entwurzelung.

Oder würde sich etwa eine,
eine Tannennadel tragende Ameise
noch groß und kräftig fühlen,
vergliche sie sich mit einem Elefanten,
der einen kiloschweren Ast
auf seinem Rüssel balanciert?

39

Denk ...
Fühl ...
Handlungs ...
...-Impuls

FÜR MICH:

_____

_____

_____

_____

_____

40. Kalenderwoche

Neuerdings ist die Anzahl
der Freundschaftseinladungen im Netz
ein Maß für Liebe und Verbundenheit.

Neuerdings ist die Anzahl
der „Likes" zu einem „Posting"
ein Maß für wahren und tiefen Sinn.

Neuerdings ist die Anzahl
der jährlichen Reisen und Urlaube
ein Maß für Freiheit und Unabhängigkeit.

Neuerdings ist die Anzahl
der kriegslosen Jahrzehnte
ein Maß für Frieden und Einheitsgefühl.

Wir nehmen Maß von Nicht-Messbarem.
Wir zählen Quantität von Nicht-Zählbarem.
Maßlos. Vermessen.

Fühlst du manchmal Dankbarkeit
für all die Chancen,
dich auszudrücken und zu kommunizieren?

Fühlst du manchmal Dankbarkeit
für all die Möglichkeiten,
dich auszutauschen und mitzuteilen?

Fühlst du manchmal Dankbarkeit
für das Lächeln, das dir der Andere
im Vorbeigehen schenkt?

Fühlst du manchmal Dankbarkeit
für all die Fülle,
die dich umgibt?

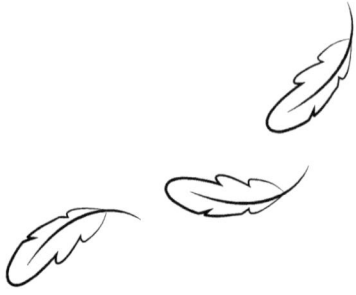

Dankbarkeit ist ein Türöffner zu
wahrer Freiheit,
echtem Frieden,
tatsächlicher Wahrheit,
aufrichtiger Liebe,
und wirklicher Einheit.

40 Denk ... Fühl ... Handlungs ... ...-Impuls

FÜR MICH:

_____

_____

_____

_____

_____

_____

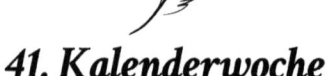

41. Kalenderwoche

*Liebe ohne Freiheit ist wie
ein Gesang mit heiserer Stimme und
ein Wettrennen mit gedrosseltem Motor.*

*Liebe ohne Frieden ist wie
eine Umarmung ohne Arme und
ein Kuss ohne Küssende.*

*Liebe ohne Wahrheit ist wie
ein Blickwechsel mit geschlossenen Augen und
ein Handschlag mit geballter Faust.*

*Liebe ohne Einheit ist wie
ein Fluss ohne Flussbett und
ein Gipfel ohne Berg.*

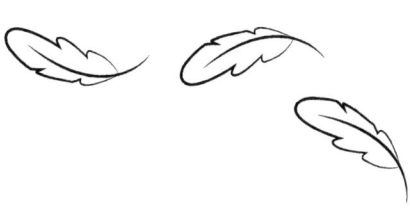

Wie stark ist doch die alles
verbindende Kraft der Liebe
und wie sehr erfahren wir
Einheit in ihrem Gewand!

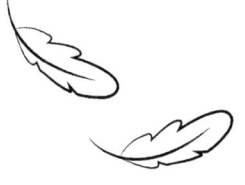

41

Denk ...
Fühl ...
Handlungs ...
...-Impuls

FÜR MICH:

_____

_____

_____

_____

_____

_____

42. Kalenderwoche

Wenn ich meine Themen
ausblende und verschiebe,
werde ich zum Blender,
der auch andere blendet.

Doch das Licht des Geistes
in seiner Klarheit und Reinheit
blendet nicht,
es erleuchtet.

Daher beginnt
der Lichtbewusstseinsweg
immer
bei mir.

42

Denk ...
Fühl ...
Handlungs ...
...-Impuls

FÜR MICH:

_____

_____

_____

_____

_____

_____

43. Kalenderwoche

*Solange du an deiner Liebenswürdigkeit zweifelst,
verkennst du das wahre Antlitz der Liebe.*

*Solange du Liebesbeweise einforderst,
begrenzt du die freiheitliche Gesinnung der Liebe.*

*Solange du an Liebeskummer erkrankst,
leugnest du die befriedende Kraft der Liebe.*

*Solange du von Hassliebe sprichst,
verneinst du das einheitliche Wesen der Liebe.*

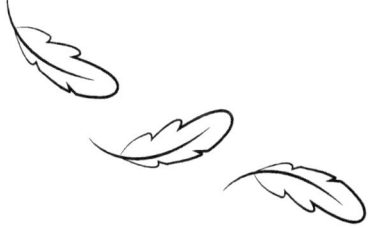

43

Denk ...
Fühl ...
Handlungs ...
...-Impuls

FÜR MICH:

44. Kalenderwoche

Wenn es eine Sprache gibt,
in der ich mich zu verständigen wünsche,
dann ist es die Sprache des Geistes,
die kurz, klar und kraftvoll
Licht in alles Dunkel
bringt.

Wenn es eine Sprache gibt,
in der ich mich auszudrücken wünsche,
dann ist es die Sprache der Seele,
die weich, weiblich und weise
alles bewusst in den Mantel der Liebe
hüllt.

Wenn es eine Sprache gibt,
die ich zu verinnerlichen wünsche,
dann ist es die Sprache des Herzens,
die erweitert, entwickelt und wachsen lässt
aus Scheinwelten hinein
ins lebendige Sein.

Wenn es eine Sprache gibt,
für die ich zu brennen wünsche,
dann ist die Sprache des Feuers,
die transformiert, transzendiert
und transparent macht:
die Eine Wahrheit hinter allen Täuschungen.

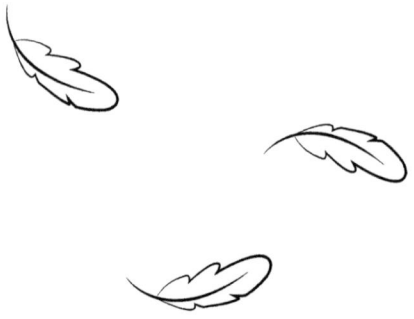

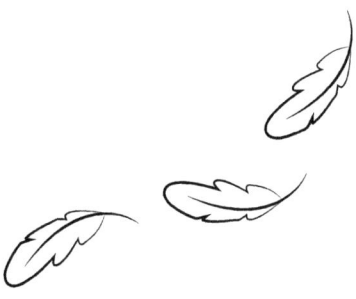

Wenn es eine Sprache gibt,
von der ich durchströmt zu werden wünsche,
dann ist es die Sprache der Luft,
die befreit, heilt und erkennen lässt:
das Gnadengeschenk unserer
Wahlfreiheit.

Wenn es eine Sprache gibt,
die ich fließend zu sprechen wünsche,
dann ist es die Sprache des Wassers,
die aufmerksam, ausdrückend und ausdauernd den
ewigen Frieden
besingt.

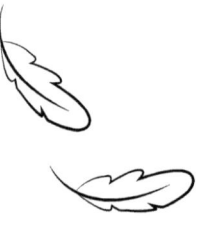

*Wenn es eine Sprache gibt,
die ich zu festigen wünsche,
dann ist es die Sprache der Erde,
die heilend, kräftigend und segnend
die höchste Liebe auf Erden
bezeugt.*

*Wenn es eine Sprache gibt,
die ich zu integrieren wünsche,
dann ist es die Eine Sprache,
die ordnend, harmonisch und rhythmisch
die Einheit auf Erden
offenbart.*

Wenn es eine Sprache gibt,
die ich dual zu meistern wünsche,
dann ist es DEINE Sprache,
die ganz, vollständig und verbunden
IST.

44

Denk ...
Fühl ...
Handlungs ...
...-Impuls

FÜR MICH:

_____

_____

_____

_____

_____

_____

45. Kalenderwoche

Ein Mensch kann aus seiner Partei austreten,
seine religiösen Riten aufgeben,
seine partnerschaftlichen Bindungen auflösen,
seine beruflichen Ambitionen loslassen
und doch unfrei sein, wenn er neben diesen
offensichtlichen äußeren Systemen, nicht auch seine
unscheinbaren inneren Systeme durchschaut:
seine Moral- und Wertvorstellungen
von richtig und falsch,
gut und schlecht.
seine Sitten- und Tugendvorstellungen
von anständig und unanständig,
höflich und unhöflich,
seine Regel- und Normvorstellungen
von angemessen und unangemessen,
akzeptabel und inakzeptabel.

Kurzum all jene Vorstellungen, die sein Denken
polarisieren, einengen und bestimmen,
bis er schließlich kein Denker mehr ist,
sondern ein Gedachter,
ein Produzent
von vorgestellten und verstellten Gedanken,
eine Maschine in Menschengestalt,
die fremde Programme abspult.

Die Freiheit eines Menschen
beginnt in seinem Geist.
Bist du ein Freigeist?
Bist du ein Freidenker?
Oder gibt es etwas,
das sich
vor deinen Geist und
vor dein Denken stellt?

Die Vorstellung?
Sie macht dich klein.
Sie hält dich fest in deinem Kopf.
Sie lässt dich nicht wahrhaftig Mensch sein.
Denn welcher Mensch wird schon
ohne Körper
und nur mit einem Kopf
geboren?

Dein Menschsein
beginnt
mit dem Verlassen
deiner Kopfwelten und
der Rückkehr in
deine Körperwelten,
denn diese sind die Toröffner
in deine geistig-seelischen Welten.

45

Denk ...
Fühl ...
Handlungs ...
...-Impuls

FÜR MICH:

_____

_____

_____

_____

_____

_____

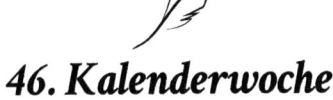

46. Kalenderwoche

Weniger abschätzen, viel mehr wertschätzen.
Weniger anpreisen, viel mehr lobpreisen.
Weniger missbrauchen, viel mehr nießbrauchen.
Weniger begehren, viel mehr verehren.

Weniger beschuldigen, viel mehr huldigen.
Weniger verkennen, viel mehr erkennen.
Weniger befriedigen, viel mehr befrieden.
Weniger wahrsagen, viel mehr wahr sagen.

Weniger verklären, viel mehr aufklären.
Weniger reformieren, viel mehr transformieren.
Weniger bewachen, viel mehr erwachen.
Weniger verstimmen, viel mehr bestimmen.

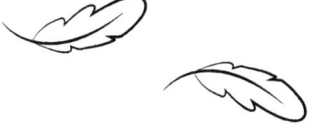

Weniger bedrücken, viel mehr ausdrücken.
Weniger verwundern, viel mehr bewundern.
Weniger fernsehen, viel mehr einsehen.
Weniger verlassen, viel mehr einlassen.

Weniger ablenken, viel mehr einlenken.
Weniger verspannen, viel mehr entspannen.
Weniger abwenden, viel mehr zuwenden.
Weniger vergleichen, viel mehr schöpfer-gleichen.

Das ist der Weg
ins Licht,
in die Liebe,
in das Leben.

46

Denk ...
Fühl ...
Handlungs ...
...-Impuls

FÜR MICH:

_____

_____

_____

_____

_____

47. Kalenderwoche

Ohne Lichtbewusstsein ist ein erlesener Tropfen
ein das klare Denken und das reine Fühlen
benebelndes Getränk aus vergorenen Trauben,
das den Menschen in der Illusion festhält,
er könne höchste Erfüllung sinnlich über die
Materie erfahren.

Im Lichtbewusstsein ist ein erlesener Tropfen
eine Träne der Rührung beim Selbst-Studium
in totaler Versenkung, wenn der Mensch
Einsicht in das Seinsbuch erhält und
von der Sinnhaftigkeit seiner eigenen
Geistigkeit berauscht ist.

47

Denk ...
Fühl ...
Handlungs ...
...-Impuls

FÜR MICH:

_____

_____

_____

_____

_____

_____

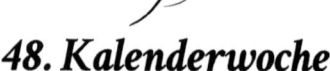

48. Kalenderwoche

Ego – du bist energielos und tot,
und doch bringst du in Zwang und Not,
bist du Vater von Illusion und Lockangebot.

Ego – du bist stets ein blinder Spiegel,
der das Seinsbuch uns versiegelt,
uns in Rückzug treibt wie ein ängstlicher Igel.

Ego – du bist so falsch und wesensfremd,
ein Pseudo - Ich, das sich stets stemmt
gegen Einheit und unsere Vereinung hemmt.

Ego – du bist der Angreifer schlechthin,
der Feind des wahren, tiefen Sinn,
willst nur mat'riellen Gewinn.

Ego – du bindest an Form und Gestalt,
wirst eine Lebensspanne alt,
kennst Raffinesse und Vielfalt.

Ego – du willst blankes Überleben,
nicht dass wir nach Fülle streben,
den Mensch in den Geist anheben.

155

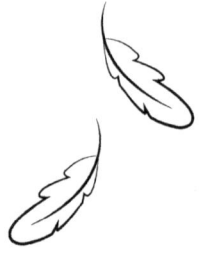

Ego – du verfolgst einen dunklen Plan:
uns're Emotions-Achterbahn
mit deiner Kunde
von Kleinheit und Größenwahn.

Ego – du willst uns immer ablenken
vom rein' Fühlen, freien Denken,
hasst danken, segnen,
verneigen und verschenken.

Ego – du machst aus uns Ansichtige,
Opfer, Täter und Süchtige,
Clowns für's vermeintlich Wichtige
und Wichtige.

48

Denk ...
Fühl ...
Handlungs ...
...-Impuls

FÜR MICH:

_____

_____

_____

_____

_____

_____

49. Kalenderwoche

Lichtbewusstsein ist

eine Überführung in Geistesweiten.
eine Unterführung in Seelentiefen.
eine Vollführung aus dem Körperlichen.

eine Zuführung zum sich
ewig ausdehnenden Licht.
eine Zusammenführung in
sich ewig ausdrückender Liebe.
eine Aufführung aus der
Lebendigkeit des Lebens.

eine ordnende Weiterführung.
eine harmonisierende Fortführung.
eine rhythmische Anführung.

eine Rückführung in
Frieden und Friedfertigkeit.
eine Verführung aus
Liebe und Hingabe.
eine Entführung in die
Freiheit und ins Freisein.
eine Durchführung bis zur
Wahrheit und Wahrhaftigkeit.
eine Einführung in
Einheit und Verbundenheit.

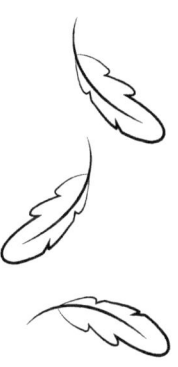

49 Denk ... Fühl ... Handlungs ... ...-Impuls

FÜR MICH:

_____

_____

_____

_____

_____

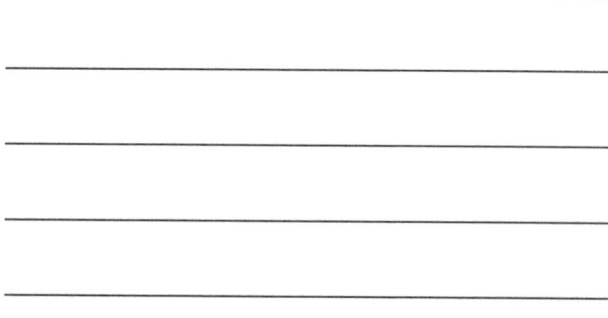

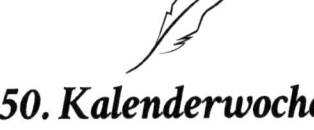

50. Kalenderwoche

Lichtbewusstsein

beschreitet einen Weg,
der kein Weg ist,
denn es ist ein
Aus - Weg.

setzt allen Trennungen und
Scheidungen ein Ende,
denn es ist
eine entschiedene Ent - Scheidung.

beendet alles
vergebliche Hoffen,
denn es ist
unverhoffte Vergebung.

50

Denk ...

Fühl ...

Handlungs ...

...-Impuls

FÜR MICH:

_____

_____

_____

_____

_____

_____

51. Kalenderwoche

Menschen, die sich immer bedrückt fühlen,
verpassen wir den Stempel „depressiv".
Menschen, die sich völlig erdrückt fühlen,
bescheinigen wir kurzerhand „burnout".

Zeit-Druck.
Termin-Druck.
Leistungs-Druck.
Erfolgs-Druck.

Diese Welt hat ein großes Druckproblem.
Und sie drückt diejenigen an den Rand,
die ihm nachgeben.
Versagen diese Menschen? Oder entsagen sie?

Einem Leben, das nicht
begeistert, beseelt, lebendig ist.
Einem Menschsein, das nicht
menschlich ist.

Es ist an der Zeit,
diese Menschen zu wertschätzen,
denn sie halten uns einen Spiegel vor.
Was siehst du, wenn du hineinblickst?

Einen Menschen,
der sich täglich vom Leben überraschen lässt?
Oder eine menschliche Maschine,
die tagein, tagaus Programme bedient?

Es ist an der Zeit,
diese Menschen zu würdigen,
denn sie erinnern uns, wofür wir hier sind.
Wofür bist du es?

Um zu leben
und dem Leben zu gefallen?
Oder um zu funktionieren
und Anderen zu gefallen?

Es ist an der Zeit,
diejenigen zu lobpreisen,
die sich nicht auf alte Gleise drücken lassen.
Denn sie haben etwas Wesentliches erkannt:

Druck wird übernommen von denen,
die den Leistungsgedanken spiegeln.
Druck wird erworben, wenn der Mensch
selbst zum Leistungsträger wird.
Druck wird mitgebracht als Erinnerung der Seele,
die seit jeher um ihren Aus-Druck bittet.

Die Erde dreht sich weiter, auch wenn
du dein eigenes Hamsterrad anhältst.
Doch durch dich erhält ihr Antlitz
seine Leuchtkraft,
seinen Liebesausdruck und
seine Lebendigkeit zurück.

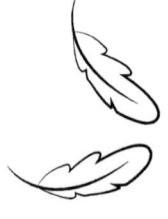

51

Denk ...
Fühl ...
Handlungs ...
...-Impuls

FÜR MICH:

_____

_____

_____

_____

_____

_____

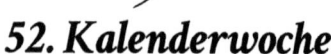

52. Kalenderwoche

Befangenheit ist
eine sehr schmeichelhafte Bezeichnung
für den Zustand
der Verwirrung im Geist,
des Gehemmtseins in der Seele und
der Unfreiheit im Körper,
solange der Mensch die Mauern
seines dualen Gefängnisses
nicht durchschaut.

52

Denk ...

Fühl ...

Handlungs ...

...-Impuls

FÜR MICH:

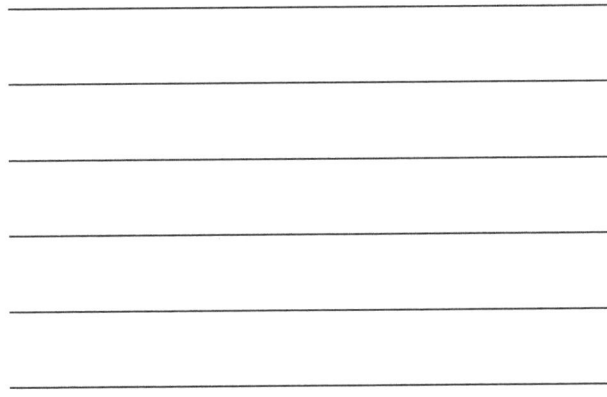

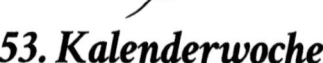

53. Kalenderwoche

Mein Sehnen ist DICH in mir auszudehnen.
Mein Sehnen ist DICH aus mir auszudrücken.
Mein Sehnen ist für DICH lebendig zu sein.

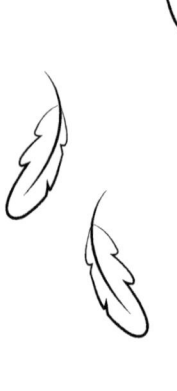

53

Denk ...
Fühl ...
Handlungs ...
...-Impuls

FÜR MICH:

_____

_____

_____

_____

_____

_____

Was ist Denk-Fühl-Handlung im All-/ALLtagsleben?

„Wie handelst du?" lautet eine von fünf Grundfragen der Lichtbewusstseinphilosophie. Ihr gehen vier Fragen voraus, die der Mensch sich zu stellen hat, will er wahrlich lichtbewusst handeln – präziser denk-fühl-handeln: Bist du dir deiner Gedanken bewusst und denkst du klar? Bist du dir deiner Gefühle bewusst und fühlst du rein? Ist dein Handeln die Verwirklichung deines Denk-Fühlens? Ist es verbunden mit der höchsten Quelle?

Denk-Fühl-Handlungen nach David Wared beruhen also auf vier Entscheidungen: der zu einer klaren Denkhandlung, der zu einer reinen Gefühlshandlung, der zu einem sichtbaren In-Handlung-Gehen, und der zur Anbindung an den höchsten Geist.

Nur durch Denk-Fühl-Handeln, was stets die Vereinung der Denk- mit der Gefühlshandlung bedeutet, gelingt es dem Menschen, seinen von „Tätigkeiten"/„Taten", „reaktiven Mustern" und „Agieren" geprägten Alltag in den ALLtag zu transzendieren.

Im Gegensatz zum ALLtag ist der Alltag höchst dual-menschlich und damit vom Ego, dem dualen Schatten-Ich, regiert. Dieser in jedem nicht voll bewussten Menschen wohnende Schattenanteil ist es, der ihn zum (Re)Agieren und Tätig/er werden verleitet, da er seinen Wiederaufstieg ins Licht-bewusst-sein zu vereiteln sucht. Zu diesem Zwecke erinnert das Ego den Menschen an alte, im Prägungsspeicher abgelegte Gedanken und Gefühle, wodurch es verhindert, dass der Mensch neu, erweitert und frei denkt und die Denkhandlung vollbringt, und gegenwärtig, vertieft und friedvoll fühlt für eine vollendete Gefühlshandlung.

Doch ohne wahre Denk-/Gefühlshandlung ist die Denk-Fühl-Handlung unmöglich, und der Mensch bleibt in den Schleifen verursachenden Täter-Opfer-Spielchen seines Egos gefangen.

Nehmen wir zur Veranschaulichung ein Beispiel: Bepackt mit zwei vollen Einkaufstaschen kommt Frida aus der Stadt und hat Mühe, die schwere Eingangstür des mehrstöckigen Mietshauses mit insgesamt acht Parteien zu öffnen. Zusätzlich wird das vollständige Aufdrücken der Türe durch den Kinderwagen der Nachbarin erschwert, die zwar von allen anderen Mietern verlangt, ihre Fahrräder und Kinderwägen in den Keller zu tragen, jedoch den eigenen Wagen ihres Enkelkindes grundsätzlich hinter der Eingangstür parkt. Wiederholt hat Frida sie in freundlichen Worten auf diesen Widerspruch aufmerksam gemacht – vergeblich.

175

„Diese dumme Schrulle!" ist Fridas erster Ge-
danke. „Ich habe Lust diesen blöden Wagen
die Kellertreppe hinunterzustoßen!" hat sie im
Gefühl. Doch dann besinnt sie sich: „Was sagt
mein Lebenslehrer David immer? Tief durchat-
men!" Also atmet Frida solange tief in den Bauch
ein und aus bis sich ihr Gemüt beruhigt. Kaum
hat sie sich gefasst, kommt die Nachbarin mit
ihrem Enkelkind an der Hand die Treppe hi-
nuntergelaufen. „Was würde David jetzt tun?"
fragt sich Frida im Stillen. Bei dem Gedanken
an ihn, wird ihr warm ums Herz und ein Lächeln zaubert sich in ihr Gesicht. Nun muss sie
auch kein falsches mehr aufsetzen. „Ich wünsche Ihnen einen schönen Nachmittag mit dem
Kleinen!" hört sie sich sagen, als sie ruhig an
den beiden vorbeigeht und beginnt, die Treppe
zu erklimmen.

Und im Weitergehen flüstert sie noch: „Ich
segne euch im Namen von Licht, Liebe,
Leben, Heil, Kraft und Segen."

176

In dieser Alltagsepisode schafft es Frida durch Besinnung, d.h. einsetzendes Bewusstsein für ihren Gedanken und ihr Gefühl die Situation zu drehen, in der sie auf dem besten Weg war, sich zu einer unvollendeten Handlung – präziser einer Tat – hinreißen zu lassen, die sie nicht nur zur Täterin gemacht, sondern auch Karma geschaffen hätte. Ihr ist rechtzeitig bewusst geworden, dass sie derlei unklare Gedanken und unreine Gefühle nicht zum ersten Mal hatte, sie daher aus ihrem Prägungsspeicher stammten und den fünf ewig gültigen Werten zutiefst widersprachen. Die bewusste Bauchatmung hat ihr geholfen, sich von diesen eingeprägten und konditionierten Gedanken und Gefühlen zu befreien – sie zu integrieren – sodass es ihr möglich wurde, der Nachbarin, die ihr just in dem Moment entgegenkam, offen und nett, gedanklich geklärt und gefühlsmäßig gereinigt zu begegnen.

Durch die Anbindung an ihren geliebten Lebenslehrer – den fünf ewig gültigen Werten in Persona – war sie dann auch zu einer durch ihren Segen vollendet lichtbewussten Denk-Fühl-Handlung fähig.

Zugleich hat Frida ihre Nachbarin erweitert, die aus ihrem Prägungsspeicher „denkend", „fühlend" und „handelnd" mit großer Wahrscheinlichkeit einen bösen Blick oder gar eine gereizte Bemerkung erwartet und sich eventuell gar schon eine passende Erwiderung für den „Rückschlag" zurechtgelegt hatte. Auch wenn die Nachbarin sich dies vielleicht nicht vollständig eingesteht, wird sie der friedvolle Umgang Fridas mit ihrer erneuten Provokation nachhaltig beeindrucken. Und Frida ist in dieser Situation klar über sich selbst hinausgewachsen und zum Mitschöpfer geworden, der bewusst Frieden erschaffen hat.

So wird sie nicht nur ihrem Vornamen einer „Friedlichen" gerecht, sondern macht auch die fünf ewig gültigen Werte in sich, an sich, aus sich und für sich lebendig. Auf diese Weise können UR-Information, UR-Bewusstsein und UR-Energie/Kraft von ursprünglichem Frieden, Liebe, Freiheit, Wahrheit und Einheit wieder in die Nachbarin – stellvertretend für alle Menschen – gesetzt werden. Und dies ist eines der großen Ansinnen der Lichtbewusstseinphilosophie, was erklärt, weshalb das Denk-Fühl-Handeln für einen Lichtmenschen von derart immenser Bedeutung und Wesentlichkeit ist. Erst wenn das Denk-Fühl-Handeln für ihn alltäglich wird, hebt der Mensch seinen Alltag in den ALLtag an und macht er sein (alltägliches) Leben lebendig. Kurzum, die Philosophie des Lichtbewusstseins nach David Wared lehrt: Willst du wirklich leben, dann denk-fühl-handele!

Denk-fühl-handelt der Mensch nicht gegenwärtig, sondern fällt immer wieder aufs Neue auf sein Ego und seine Prägungen herein, dann verwandelt er sich in einen Bio-Roboter, der nur alte Programme in Form von fertigen Gedanken, Gefühlen und Handlungsweisen bedient, was jeder Lebendigkeit entbehrt.

Die meisten Menschen agieren als Bio-Roboter, ohne dass ihnen dies bewusst ist. Sie sind überzeugt, zu „denken", zu „fühlen" und zu „handeln", derweil setzt ihr Ego nur alte Gedanken, Gefühle und Handlungsmuster aus dem Prägungsspeicher neu zusammen. Dies führt zu einer Verneinung und Verkehrung der fünf ewig gültigen Werte, und darüber hinaus zu Begrenzung, Krankheit sowie allgemeiner „Irrung und Verwirrung", statt zu Befreiung, Heilung und Erkenntnis, wie es David Wared und Lichtbewusstsein ersehnen.

So sind das Bewusstsein für das eigene Denken, Fühlen und Handeln und das Einüben der Denk-Fühl-Handlung nach Lichtbewusstsein für jeden Menschen ein kostenloses Mittel der Wahl, um persönlichem Mangel, Leiden und Krankheiten vorzubeugen. Und sie sind ein unbezahlbarer Beitrag, um das Antlitz dieser Welt wieder freundlicher zu machen und nachhaltig ins Licht zu tauchen.

Alles Gute für Sie auf dem Weg ins vollendete Denk-Fühl-Handeln!

Herzlich, Ireen Adler

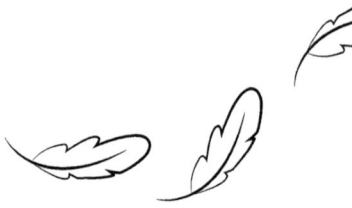

„Ich ersehne,
dass deine Gedanken
die Liebe in allem ausdehnen.
Ich ersehne,
dass deine Gefühle
die Liebe in allem ausdrücken.
Ich ersehne,
dass deine Denk-Fühl-Handlungen
die Liebe in allem beleben."

David Wared

183

www.lichtbewusstseinakademie.de
www.heilpraktiker-wared.de
www.lichtbewusstsein-philosophie.de
www.lichtessenztherapie.de
www.meditationsakademie.de
www.licht-weisheiten.de
www.herzen-oeffnen-seminar.de
www.energydancing.de
www.lichtaufstellung.de
www.farblichtglastherapie.de
www.lichtyoga-akademie.de
www.worldtourforpeace.org
www.lichtbewusstleben.de
www.erdheilung-im-lichtbewusstsein.org